Dr L. LACOARRET

CHEF DU SERVICE

Otologique, Rhinologique et Laryngologique

DE LA POLICLINIQUE DE TOULOUSE

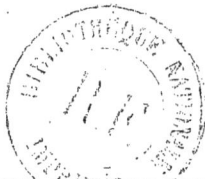

I. — STATISTIQUE POUR L'ANNÉE 1908

II. — DU LABYRINTHISME ECZÉMATEUX

TOULOUSE

ÉD. PRIVAT, ÉDITEUR

45, rue des Tourneurs.

1909

CONSULTATIONS GRATUITES

DE *LA POLICLINIQUE*

20, Place Victor-Hugo, 20

Maladies du Larynx, de la Gorge,
des Oreilles et du Nez

LUNDI, MERCREDI et SAMEDI, à 8 heures du matin.

POLICLINIQUE DE TOULOUSE

MALADIES

DU

LARYNX, DE LA GORGE, DES OREILLES ET DU NEZ

Service du Docteur LACOARRET

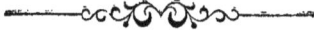

TOULOUSE

IMPRIMERIE ET LIBRAIRIE ÉDOUARD PRIVAT

14, RUE DES ARTS (SQUARE DU MUSÉE)

1909

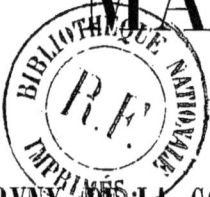

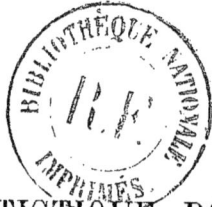

I.

STATISTIQUE POUR L'ANNÉE 1908

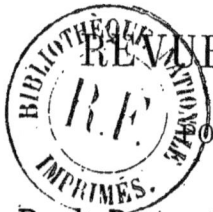

REVUE STATISTIQUE

POUR L'ANNÉE 1908

Par le Docteur LACOARRET, chef de service.

Fondée en 1886, la Clinique des maladies de la gorge, du larynx, des oreilles et du nez compte maintenant vingt-trois années d'existence, et à l'heure actuelle nous avons, depuis dix-huit ans, l'honneur d'en assurer le service.

Modeste à ses débuts, cette œuvre ne tarda pas à prendre une extension considérable. Nous n'en voulons pour preuve que la progression rapide et constante des malades qui affluèrent bientôt à la consultation gratuite.

Des données certaines nous manquent pour apprécier le nombre des consultants pendant les deux premières années, mais, dès 1888, les registres de la Clinique oto-rhino-laryngologique mentionnent 225 inscriptions pour l'année. En 1890, il se présente près de 500 malades nouveaux, et l'année même de notre installation à Toulouse, en 1892, on en compte plus de 600.

A partir de 1893 et dans les années qui suivent, le nombre des malades venant réclamer nos soins augmente sans cesse. Pour ne pas être débordé, nous nous voyons même, en 1897, dans l'obligation de créer, chaque semaine, un troisième jour de consultation et de réserver une matinée pour les interventions opératoires. Aujourd'hui, et depuis 1895, les inscriptions de malades nouveaux dépassent tous les ans le chiffre de MILLE et tous les ans aussi, depuis cette époque, nous fournissons une moyenne de CINQ à SIX MILLE consultations.

Pour notre seule part, et pendant la période de nos dix-huit années d'exercice, on peut donc estimer à CENT MILLE environ les consultations gratuites que nous avons données à la clinique.

Ces chiffres, d'ailleurs faciles à contrôler en se reportant aux numéros d'ordre des registres, indiquent assez l'activité de notre service; ils ont une éloquence suffisante et se passent de longs commentaires. Si nous les citons, ce n'est certes pas pour en tirer la moindre vanité, car nous avons l'intime conviction que tout autre, à notre place, fût aisément arrivé au même résultat. Nous les indiquons surtout pour montrer qu'une institution privée de ce genre répond à un réel besoin, et que malgré, les ressources restreintes mises à notre disposition, ressources *dont nous faisons du reste tous les frais*, notre Clinique a pu, jusqu'à présent, et continuera à l'avenir, nous l'espérons, à rendre quelques bons offices aux indigents de Toulouse, de la Haute-Garonne et des départements voisins.

Le succès de cette institution est cependant dû en très grande partie, nous nous plaisons à le reconnaître, au constant appui qu'ont bien voulu nous fournir nos excellents confrères de Toulouse et de la région. Grâce à leur bienveillance, grâce aux sympathies qui nous viennent tous les jours d'amis connus et inconnus, il nous est ainsi permis de répandre autour de nous quelque peu de bien.

Nous avons donc à cœur de remercier ici tous nos correspondants de l'aide morale qu'ils nous prêtent si aimablement, et nous sommes heureux de les associer à une œuvre dont ils contribuent à assurer la prospérité.

TABLEAUX DES INSCRIPTIONS ANNUELLES ET DES CONSULTATIONS

On a pu constater plus haut, par une vue d'ensemble, la progression des malades venus à la Clinique oto-rhino-laryngologique depuis sa fondation. Pour mieux en marquer le nombre, nous dressons ici la liste des inscriptions par année et nous résumons en un tableau le chiffre des consultations, emprunté aux diverses statistiques que nous avons déjà publiées.

TABLEAU I.

En 1888 on inscrit sur les registres 225 malades nouveaux
1889	—	268	—
1890	—	492	—
1891	—	676	—
1892	—	614	—
1893	—	715	—
1894	—	882	—
1895	—	924	—
1896	—	1.054	—
1897	—	1.015	—
1898	—	1.004	—
1899	—	1.022	—
1900	—	1.009	—
1901	—	1.017	—
1902	—	1.097	—
1903	—	1.028	—
1904	—	1.007	—
1905	—	1.003	—
1906	—	1.061	—
1907	—	1.035	—
1908	—	**1.053**	—

Il suffit de jeter un coup d'œil sur ce tableau pour voir que les inscriptions de malades nouveaux ont constamment dépassé le chiffre de 1.000 depuis l'année 1895 et ont, depuis cette époque, varié entre 1.003 et 1.097.

2

CHIFFRE ANNUEL DE CONSULTATIONS.

Nous disions au début que le total des consultations que nous donnons chaque année aux malades, tant anciens que nouveaux, qui fréquentent notre clinique, est d'environ CINQ à SIX MILLE. Le tableau suivant en donnera une idée. Nous nous bornerons cependant à indiquer le chiffre de consultations relevé pendant les seules années où nous avons publié une statistique.

TABLEAU II.

TOTAL DES CONSULTATIONS PAR ANNÉE.

Année 1893 malades nouveaux et anciens		4.010
— 1894	—	4.403
— 1895	—	5.227
— 1896	—	5.344
— 1898	—	5.553
— 1908	—	**5.672**

Le chiffre de **5.672** consultations pour l'année 1908, ainsi que celui de chacune des années précédentes, comprend seulement les malades qui ont été soignés plus ou moins régulièrement à notre Clinique. En réalité, il est inférieur au nombre de consultants qui se sont présentés, mais qui, après un examen sommaire ont été dirigés ailleurs. Venus par erreur et pour des affections étrangères à notre spécialité, ils n'ont pas en effet été comptés, et le chiffre de **5.672** pour la seule année 1908, représente uniquement les consultations de malades qui ont suivi un traitement à la clinique oto-rhino-laryngologique.

RÉPARTITION DES MALADES PAR MOIS, SEXE, AGE, ETC.

Afin de montrer quel a été le mouvement de la Clinique pendant le courant de l'année 1908, nous répartirons les

malades par mois. Nous ferons remarquer que les consultations ont été suspendues, comme tous les ans, pendant le
mois de septembre. En dehors de l'époque des vacances, les
consultations ont eu lieu régulièrement trois fois par semaine :
les *lundi, mercredi et samedi* dans la matinée, de huit heures à midi.

TABLEAU III.

	MALADES NOUVEAUX EN 1908					CONSULTATIONS
	HOMMES	FEMMES	ENFANTS		TOTAL	
			Garçons.	Filles.		
Janvier.......	20	29	12	5	66	492
Février.......	42	33	14	9	98	514
Mars........	35	41	18	6	100	587
Avril........	37	30	17	19	103	597
Mai.........	44	35	15	12	106	590
Juin.........	30	29	14	7	80	554
Juillet........	46	36	15	9	106	472
Août........	40	41	21	12	114	443
Septembre.....	»	»	»	»	»	»
Octobre.......	31	42	15	12	100	468
Novembre....	34	32	14	15	95	472
Décembre.....	33	30	15	7	85	483
Totaux....	392	378	170	113	1.053	5.672

Si on consulte ce tableau, on remarquera que le nombre
d'inscriptions ne varie guère d'un mois à l'autre, mais que

les consultations, comprenant malades anciens et malades
nouveaux, sont cependant plus nombreuses vers la fin de
l'hiver et au printemps. Elles diminuent en été, en automne
et au commencement de l'hiver. Le mois d'avril a été le mois
le plus chargé avec un total de 597 consultations, et le chiffre
s'est élevé à 5.672 pour l'année entière.

Le nombre des hommes (392) est à peu près égal à celui
des femmes (378). Les enfants, garçons (170), filles (113)
ont fourni au total un contingent de 283 inscriptions de malades nouveaux, inférieur de beaucoup à celui des adultes.
Cela se comprend jusqu'à un certain point; mais nous avons
pu constater maintes fois qu'on ne surveille pas suffisamment l'état des premières voies respiratoires et des oreilles
chez les enfants. C'est là une coupable négligence qui est
bien souvent la cause des désordres peu curables qu'on rencontre malheureusement plus tard. On ne saurait trop attirer
sur ce point l'attention des parents et des instituteurs.

ÉNUMÉRATION DES ORGANES MALADES.

Le même malade se trouvant habituellement atteint de
plusieurs affections concomitantes et tributaires les unes des
autres, il n'est pas surprenant que le nombre des affections
constatées se trouve supérieur à celui des malades inscrits.
C'est ainsi que pour les 1.053 inscriptions de l'année nous
relevons 1.281 affections diverses. Ce dernier chiffre est du
reste lui-même bien inférieur à la réalité. Nous n'avons, en
effet, noté que les lésions les plus marquées sans tenir
compte, par exemple pour les maladies de l'oreille, des troubles habituels rencontrés du côté du nez, du pharynx nasal
ou de la gorge, troubles pour lesquels nous instituions néan-
moins un traitement.

Bien que les affections de l'oreille paraissent donc être les
plus fréquentes, on peut dire que celles du nez, du pharynx

nasal et de la gorge leur sont en réalité supérieures en nombre. Cela n'a rien de surprenant, étant donné que la plupart des maladies de l'oreille sont, on le sait, occasionnées par les désordres des premières voies respiratoires.

Les malades nouveaux de l'année 1908 se répartissent, d'après les organes atteints, de la façon suivante :

TABLEAU IV.

	VARIA	BOUCHE, GORGE	LARYNX	NEZ	PHARYNX NASAL	OREILLES
Janvier.......	5	12	4	14	8	36
Février.......	8	14	5	27	12	41
Mars........	14	17	9	38	15	42
Avril........	4	19	12	35	18	49
Mai.........	6	18	11	32	16	54
Juin.........	2	16	7	27	13	46
Juillet.......	4	15	10	29	6	58
Août........	5	20	11	34	9	47
Septembre. ...	»	»	»	»	»	»
Octobre.......	11	19	12	31	7	37
Novembre. ...	7	22	8	28	6	39
Décembre.....	5	19	10	17	11	38
Totaux....	71	191	99	312	121	487

Nous avons réuni dans les *varia* certaines affections de 'œsophage, les goitres, les tumeurs du cou, etc.

OPÉRATIONS PRATIQUÉES EN 1908.

Nous diviserons par organes les opérations faites dans le courant de l'année et nous les résumerons dans le tableau suivant :

TABLEAU V.

INTERVENTIONS OPÉRATOIRES.

Larynx....................................	11
Bouche, gorge...........................	75
Pharynx nasal............................	56
Fosses nasales, cavités accessoires...............	94
Oreilles..................................	42
Total.......	278

Les opérations que nous avons pratiquées en 1908 à la Clinique se sont élevées au nombre de 278. Ce chiffre ne comprend cependant que les opérations subies par les malades nouveaux, et nous n'avons pas inscrit celles qui ont pu être faites aux anciens malades.

Les polypes du larynx enlevés ont été au nombre de 7.

Les 75 interventions sur la bouche et sur la gorge ont fourni 37 ablations d'amygdales.

Les 56 interventions sur le pharynx nasal se rapportent toutes à des curettages de végétations adénoïdes.

Les 94 interventions aux fosses nasales et aux cavités accessoires comprennent : 13 cas de polypes muqueux du nez; 5 polypes fibro-muqueux kystiques de la région postérieure; 3 tumeurs papillaires de la cloison; 2 sarcomes pédiculés ou circonscrits; 6 corps étrangers; 2 raclages de lupus; 24 morcellements de cornets ou ablations de queues de cornets ou éperons de la cloison; 7 empyèmes et sinusites.

Les 42 interventions sur les oreilles ont trait en majeure partie à des paracentèses du tympan, à des curettages de la caisse, à des ablations d'osselets, à des enlèvements de polypes, etc.

Et pour être complet, il nous faudrait ajouter encore à cette liste diverses opérations de la bouche, du larynx, du nez et de l'apophyse mastoïde, se rapportant à des grenouillettes (3), à des phlegmons du cou (2), à des tumeurs malignes (4), à des mastoïdites (8), opérations pratiquées avec notre assistance soit en ville, soit au service de chirurgie de la Policlinique.

Nous n'entrerons pas dans le détail de ces différentes interventions. Elles ont été faites d'après les procédés habituels et nous avons toujours choisi ceux qui paraissaient les plus appropriés aux cas qui se présentaient. Il nous paraît donc inutile d'exposer et de discuter les méthodes employées. Nous ne relaterons pas davantage les observations plus ou moins intéressantes que nous avons recueillies, et nous les réservons pour les publier plus longuement ailleurs.

Dans ces quelques pages, nous avons, en effet, simplement voulu donner une idée du mouvement de notre Clinique oto-rhino-laryngologique. Et quand on saura que nous en avons assuré *seul* le service, que *seul*, comme toujours, nous avons examiné et traité 5.672 consultants, pratiqué plus de 278 opérations, on comprendra sans peine que la besogne ne nous a pas manqué. On saisira surtout, en constatant une pareille affluence de malades, l'utilité incontestable, nous le répétons, d'une œuvre à laquelle, et de grand cœur, nous serons, à l'avenir comme par le passé, heureux de consacrer nos faibles ressources, une bonne partie de notre temps, nos soins les meilleurs, et aussi toute notre énergie.

II.

DU LABYRINTHISME ECZÉMATEUX

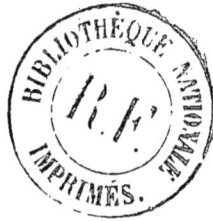

DU LABYRINTHISME ECZÉMATEUX[1]

Par le Dr LACOARRET (de Toulouse).

SCHÉMA ANATOMIQUE DU LABYRINTHE.

D'une façon générale et schématique, l'oreille interne est constituée par un sac membraneux mince et dépressible à parois conjonctives, renfermant quelques fibres élastiques mais peu d'éléments cellulaires. Tapissé sur ses deux faces d'un endothelium et rempli d'un liquide appelé endolymphe, il affecte une forme compliquée. Ce sac comprend, en effet, plusieurs parties, toutes reliées entre elles : l'utricule, le saccule, les trois canaux semi-circulaires et le limaçon. Dans ces divisions viennent s'épanouir les filets nerveux, les vaisseaux sanguins et lymphatiques ainsi que les terminaisons du nerf auditif.

La poche membraneuse ainsi constituée flotte dans une cavité osseuse, qui présente exactement la même forme, et elle baigne dans un liquide nommé périlymphe, que renferme cette dernière. La cavité osseuse offre sur sa paroi

1. Communication faite au Congrès français d'oto-rhino-laryngologie, Paris, mai 1909.

externe deux orifices fermés l'un par la platine de l'étrier,
c'est la fenêtre ovale, l'autre par une membrane, c'est la
fenêtre ronde, orifices qui mettent le récipient osseux péri-
lymphatique en rapport avec l'oreille moyenne et partant
avec l'air extérieur.

Comme composition, les liquides labyrinthiques sont ana-
logues au sérum sanguin, qui leur donne naissance. On y
rencontre des principes servant à la nutrition des tissus et
des organes en contact avec eux, ainsi que des déchets provenant de l'activité des échanges. Alcalins et limpides, ils
contiennent des carbonates de soude, de potasse, de chaux,
du phosphate d'ammoniaque et du chlorure de sodium.

Les deux poches, osseuse et membraneuse, reliées par
quelques travées conjonctives, ne communiquent nulle part
entre elles, mais les deux sont en relation avec la cavité
cranienne et les réservoirs sous-arachnoïdiens par un canal
distinct d'un calibre extrêmement réduit.

TENSION DES LIQUIDES LABYRINTHIQUES.

A l'état physiologique et les communications restant libres,
la tension de ces liquides est partout égale. La pression,
grâce aux voies d'échappement dans le rachis et à l'élasticité
des parois membraneuses, reste ainsi uniforme au moment
de l'influx cardiaque et des phases respiratoires. Elle est à
peu près égale à la pression atmosphérique qui s'exerce par
la fenêtre ronde et par la platine de l'étrier. Aussi les deux
se balancent et se détruisent.

Action de la pression sanguine sur le labyrinthe.

D'autre part, la pression sanguine et la tension des liquides
labyrinthiques sont à peu près connexes. Il s'établit certainement, en raison des voies de recul, un certain équilibre
quand la pression atmosphérique ou artérielle tend à aug-

menter ; mais les communications entre le labyrinthe et les réservoirs endo-craniens sont étroites et difficiles. Souvent donc, la compensation devient malaisée et les papilles labyrinthiques comprimées traduisent leur souffrance par des phénomènes multiples : bourdonnements, surdité, vertige, etc. Bien plus, les états pathologiques divers qui frappent les fenêtres, les aqueducs et les sacs membraneux diminuent leur calibre ou leur élasticité et contribuent ainsi à augmenter la tension intralabyrinthique.

De leur côté, les artères de l'oreille interne ont des terminaisons très flexueuses, et dans le limaçon se contournent en formant de véritables glomérules. En contact avec les liquides labyrinthiques, dont la pression est légèrement moindre que la pression sanguine, la tunique des vaisseaux, malgré sa délicatesse, doit être assez solide pour résister à la poussée du sang. Mais il suffit d'une modification pathologique minime de leurs parois pour que les conditions de tension varient et provoquent des troubles du côté de l'oreille interne.

Action des centres nerveux, réflexes.

Enfin, favorisée par le ralentissement du sang, la transsudation séreuse, qui fournit les liquides labyrinthiques, est régularisée par toute une série de réflexes vaso-moteurs dus à l'intégrité du sympathique cervical. Ces réflexes régissent soit le rythme respiratoire, soit le rythme cardiaque, soit d'une façon générale la vaso-constriction et la vaso dilatation des vaisseaux sanguins. Pour l'oreille interne, il existerait en outre dans le bulbe, d'après les travaux de MM. Duval et Laborde, des centres vaso-moteurs qui établissent une compensation labyrinthique et endo-cranienne.

Toute altération des centres nerveux vaso-moteurs, qu'elle soit due à une intoxication médicamenteuse ou à autre chose, toute lésion du trijumeau et des points avoisinant le corps restiforme, de même que la racine de la cinquième paire, auront ainsi pour effet d'amener des modifications de tension labyrinthique. Mais indépendamment des lésions organiques directes, les irritations réflexes plus ou moins prolongées du trijumeau et provenant d'organes éloignés : utérus, reins, foie, intestins, estomac, etc., auront également une action marquée sur la pression des liquides de l'oreille interne.

Causes diverses agissant sur la tension du labyrinthe.

Que de troubles labyrinthiques ne provoquera pas l'hypertension générale ou locale, active ou passive du système vasculaire? Ce seront tantôt des entraves à la circulation veineuse amenées par des tumeurs cervicales, des engorgements ganglionnaires, des lésions mitrales. Tantôt on se trouvera en présence de modifications de l'appareil veineux ou artériel chez les alcooliques, les goutteux, les variqueux. Tantôt on rencontrera des inflammations de voisinage, de la congestion méningée, des affections du pharynx, des trompes, de l'oreille moyenne, de la peau. D'autres fois, les désordres du labyrinthe seront provoqués par des maladies locales, l'ankylose de l'étrier, l'épaisissement de la fenêtre ronde, une artério-sclérose partielle; d'autres fois encore par des maladies générales : le diabète, le mal de Bright, les infections.

Que de motifs d'hyperhémie fournis en outre par l'attitude couchée, par les efforts exagérés, par les commotions, chutes, coups, toux, par les fractures du crâne, par le travail cérébral, etc.

En somme, les causes qui retentissent sur le labyrinthe sont nombreuses. Elles sont, on le voit, *générales*, *régionales* ou *locales*. Rarement isolées, elles s'associent le plus souvent, et il est fréquent de rencontrer chez le même malade, par exemple, de l'hypertension générale jointe à une inflammation de voisinage et parfois en même temps une altération des parties constituantes du labyrinthe.

Or, la congestion tant soit peu prolongée de l'oreille interne provoquera une transsudation exagérée et de l'œdème, fera varier et altérera la composition des liquides endo et perilymphatiques. La nutrition des cellules se trouvera compromise, les papilles nerveuses seront hyperhémiées, irritées, détruites ou sclérosées, et souvent aussi il se produira dans les divers milieux des hémorragies fâcheuses.

Et quand on songe à la sensibilité, à la délicatesse et à la fragilité des nombreux organes de l'oreille interne, on ne sera pas surpris de constater les symptômes caractéristiques d'une affection labyrinthique qu'accompagneront les troubles trophiques décrits par les auteurs, troubles en particulier si complètement étudiés par P. Bonnier et signalés par Denker, Escat, Lafite-Dupont et bien d'autres.

LABYRINTHISME ECZÉMATEUX.

De toutes les manifestations morbides susceptibles de retentir sur le labyrinthe, nous ne retiendrons ici qu'une lésion régionale, à vrai dire, banale et sans grand éclat. Mais, en raison peut-être de ses caractères effacés, et bien que parfois certes signalée, en passant, comme possible dans les traités, cette cause ne nous paraît pas avoir suffisamment appelé sur elle l'attention des observateurs. Il ne lui a pas été, dans tous les cas, assigné la place qu'elle mérite, car, si on y regarde de près, on s'apercevra qu'elle exerce une action des plus marquées sur l'oreille interne : nous voulons parler de l'eczéma du pavillon et du conduit auditif.

Sans doute, on comprend que les inflammations intenses auriculaires ou péri-auculaires, externes ou internes, cutanées ou cérébrales, les otites suppurées, les mastoïdites, les abcès aigus, l'érysipèle, les méningites, etc., puissent réagir sur le labyrinthe voisin. Dans les faits de ce genre, les symptômes bruyants de l'affection en cours laissent, selon toute évidence, au second plan, les désordres de l'oreille interne. Ces derniers, d'ailleurs, s'expliquent aisément et paraissent naturels en présence de la vivacité de l'inflammation périphérique.

Mais comment se méfier d'une manifestation aussi insidieuse et aussi bénigne en apparence qu'une simple petite poussée d'eczéma? On ne voit là qu'un incident sans importance, qu'un trouble passager et négligeable, et on ne se doute pas d'ordinaire des modifications plus ou moins sérieuses qui atteignent cependant l'organe auditif sous-jacent.

Frappé de constater chez un certain nombre de malades, porteurs d'un eczéma souvent peu marqué de l'oreille externe, des symptômes labyrinthiques très nets, nous avons été conduit à examiner systématiquement l'état de l'audition de tous les sujets atteints de cette localisation pathologique. C'est ainsi que, dans ces dernières années, nous avons recueilli 175 observations de ce genre concernant 37 enfants au-dessous de quinze ans, 52 adultes de quinze à quarante ans et 86 sujets au-dessus de quarante ans.

Il serait évidemment trop long et assez fastidieux de relater en détail chaque cas, aussi nous bornerons-nous à en signaler quelques-uns, que nous résumerons même, et nous contenterons-nous de tirer de leur ensemble les conclusions qui découlent des symptômes rencontrés chez nos malades.

ECZÉMA DE L'OREILLE.

Les caractères de l'eczéma du pavillon et du conduit auditif ne diffèrent pas beaucoup de ceux que l'on remarque dans les autres régions du corps. Aussi est-il inutile de les décrire bien longuement. Là comme ailleurs on trouve une forme aiguë et une forme chronique.

La forme aiguë se manifeste par une sensation de chaleur, par de la tuméfaction, de la rougeur et des démangeaisons. Des vésicules apparaissent; d'abord transparentes, elles deviennent louches, se crèvent et produisent une exulcération recouverte de croûtes qui, à leur chute, laissent la peau vernissée, rouge et fissurée.

La forme chronique succède à la précédente ou se montre d'emblée. Elle est tenace et récidivante. L'exfoliation est incessante; les squammes ténues, peu adhérentes et blanches, tombent en fine poussière. La peau s'infiltre, s'épaissit parfois considérablement et, dans quelque cas, efface la lumière du conduit auditif.

Son siège de prédilection est dans le sillon rétro-auriculaire, à l'insertion du pavillon, sur le lobule et à l'orifice du conduit.

HYPERTENSION ECZÉMATEUSE DU LABYRINTHE.

Mais si la poussée eczémateuse de l'oreille externe n'offre du côté de la peau rien de bien spécial, nous avons constaté, on l'a vu plus haut, qu'en général, et même dans des cas de vésiculation ou d'érythème peu prononcés, elle se répercute sur l'oreille interne avec une intensité qui paraît disproportionnée au peu d'étendue et de profondeur des manifestations cutanées.

Chez presque tous nos malades, les phénomènes d'hypertension labyrinthique, bourdonnements, surdité, diminution de la perception cranienne, otalgie, vertige, etc., se sont montrés d'une façon plus ou moins marquée, mais avec un ensemble assez complet pour qu'il n'y ait pas de doutes sur l'état d'hyperhémie du labyrinthe en rapport direct et intime avec la poussée eczémateuse.

Nous dirons une fois pour toutes que les remarques ayant trait à l'apparition, à l'intensité relative des symptômes, à leur durée, à leur persistance ont été plus particulièrement

faites chez les quelques malades que nous avions déjà eu
l'occasion de soigner et dont nous connaissions par consé-
quent le degré d'audition, chez ceux qui offraient de façon
manifeste à l'examen des lésions anciennes de l'oreille
moyenne ou qui nous signalaient eux-mêmes une diminution antérieure de l'ouïe du côté atteint d'eczéma.

Ces symptômes seront rapidement décrits dans leur ordre
de fréquence, et nous insisterons sur les caractères particu-
liers que leur imprime l'éruption cutanée qui les provoque
ou qui les aggrave.

Bourdonnements.

Parmi les manifestations labyrinthiques accompagnant
l'eczéma du pavillon, les bourdonnements nous ont paru
occuper la première place ; ce sont eux du moins que l'on
rencontre le plus fréquemment.

Il se présentent sous la forme d'un sifflement souvent
aigu, parfois grave, ressemblant à un échappement de
vapeur. Au début, d'abord intermittents et doux, surtout
quand l'oreille a été jusque-là indemne, ils se montrent de
plus en plus prolongés et violents à mesure que l'érythème
cutané s'accentue. Mais leurs intermittences ne sont nulle-
ment rythmées. Ils finissent par devenir continus avec des
exacerbations irrégulières en rapport avec la congestion
cérébrale et l'hypertension artérielle momentanée qui résul-
tent de la position de la tête, du travail intellectuel, des
émotions, de l'effort, de la digestion, etc.

Bien qu'il n'y ait cependant là rien d'absolu, leur intensité
dépend souvent du degré de la poussée eczémateuse, mais
aussi de l'âge plus ou moins avancé du malade, et surtout
de l'état antérieur de l'organe auditif et de son plus ou
moins d'intégrité. Légers d'habitude chez les enfants dont
l'oreille a été jusqu'à ce jour saine et a conservé de l'élasticité, ils acquièrent plus de force et de ténacité à mesure

qu'on avance en âge. Ils deviennent gênants chez les personnes dont l'audition était déjà défectueuse par suite de lésions antérieures, moyennement graves, qui ont fait perdre, par un début de sclérose ou de raideur, leur souplesse aux parties constituantes de l'appareil conducteur ou récepteur du son.

Ces sifflements s'atténuent et peuvent même cesser d'une façon passagère sous l'influence du massage du tympan, d'une purgation, d'un accès de fièvre et de toute cause qui diminue ou fait disparaître l'hypertension locale ou générale.

Si la poussée eczémateuse congestive ne se prolonge pas trop longtemps, si, par sa durée ou sa violence, elle ne détermine pas de lésions labyrinthiques, il se produit, au moment de la vésiculation et du suintement cutané, une atténuation appréciable et souvent aussi une disparition complète des bruits. L'éruption cutanée provoque alors une sorte de décharge qui se traduit par une véritable détente du côté du labyrinthe.

Obs. I. — G. B..., fillette de douze ans, non réglée. N'a jamais souffert des oreilles et avait jusqu'à ces derniers temps une audition normale. Atteinte, en juillet 1907, d'une éruption eczémateuse confluente du pavillon, du conduit auditif et de la région rétro-auriculaire droite. La vésiculation a été précédée pendant trois jours d'une congestion intermittente, puis continue de la région. Dès la seconde phase, l'enfant, qui éprouvait de vives démangeaisons, s'est plainte de ne pas entendre de l'oreille droite et d'avoir une mouche dans le conduit auditif. C'est même pour savoir s'il ne s'est pas introduit quelque insecte dans son oreille qu'on nous l'amène. Le conduit est libre, mais rouge dans sa partie postéro-supérieure et le manche du marteau est injecté.

POD....................	faible.	Weber.........	mieux à G.
POG....................	bonne.	ROD..........	+
OD.... .... montre	1,20°.	ROG..........	+
OG............. —	2 mètres.	Bourdonnem¹ˢ...	bruits de mouche.

Nous revoyons l'enfant quatre jours plus tard. Le pavillon est recouvert de croûtes, l'éruption s'est faite le soir de notre premier examen. Les bourdonnements ont brusquement disparu avec elle, le Weber est indifférent, la perception cranienne est normale à D. et l'audition sensiblement égale des deux côtés.

Obs. II. — J. D..., vingt-cinq ans, couturière. Pas d'antécédents auriculaires. En mars 1908, poussée eczémateuse à l'oreille droite, précédée de démangeaisons pendant quatre jours et de vive congestion avec hémicranie pendant deux jours. Trois jours avant l'éruption sifflements doux intermittents qui augmentent, deviennent continus et sont surtout gênants après les repas. Ils diminuent avec l'éruption mais persistent encore huit jours après cette dernière. Le méat auditif est suintant et fissuré, le conduit libre, la membrane de Schrapnell et le marteau rouges.

PCD..................	diminuée.	Weber..	indifférent.
PCG..............	bonne.	ROD...	+
OD................	2,10ᶜ.	ROG...	+
OG...................	ᴸ 2,50ᶜ.	Bourdᵗˢ.	sifflements doux continus.

Le massage fait disparaître les bourdonnements pendant cinq minutes. Ils diminuent et disparaissent dans les jours qui suivent sous l'influence du traitement et avec la guérison de la poussée eczémateuse. Trois semaines après l'audition est normale des deux côtés.

Obs. III. — R. S..., quarante-cinq ans, garçon de café, a déjà souffert, il y a quelques années, de l'oreille gauche actuellement atteinte d'eczéma. Soigné, il y a cinq mois, à ma Clinique pour une otite moyenne catarrhale double plus marquée à gauche et aggravée par une poussée subaiguë.

Les bourdonnements qui existaient à cette époque avaient disparu, l'oreille droite était redevenue à peu près normale. A gauche l'audition était restée diminuée de moitié avec un Rinne négatif et une perception osseuse normale.

Depuis douze jours (novembre 1907) il s'est fait une récidive d'eczéma à gauche, et les bourdonnements se sont également montrés de ce côté, d'abord intermittents, puis rapidement continus, sous forme de sifflements aigus et pénibles. Hémicranie avec sensation d'engourdissement et de plénitude dans l'oreille, quelques tournements de tête. Les bruits ont diminué d'intensité depuis l'apparition du suintement, il y a trois jours, mais ils persistent encore et s'atténuent sans disparaître par le massage du tympan.

PCD....·..................	bonne.	Weber..........	mieux à D.
PCG.......	0.	Schwabach......	très diminué à G.
OD.....................	1,80ᶜ.	ROD............	+
OG.....................	0,30ᶜ.	ROD..........	+

Bourdonnements : sifflements doux continus.

Le malade est soumis au traitement ordinaire. Quinze jours. après, l'eczéma paraît avoir disparu, mais la surdité et les bourdonnements persistent. Nouvelle poussée eczémateuse fin novembre et aggravation des symptômes. Le 15 décembre l'eczéma est tout à fait guéri. La perception cranienne réapparaît, mais faible, l'audition est meilleure, les bourdonnements persistent par intermittences irrégulières et non rythmées. Purgatifs, arsenic et alcalins à l'intérieur, massages et insufflations. En janvier 1908, les bourdonnements cessent, le Rinne redevient négatif et la montre est perçue à 60 centimètres. Pas d'amélioration notable depuis et l'audition à gauche reste inférieure à ce qu'elle était avant la poussée d'eczéma.

Surdité.

La diminution de l'ouïe accompagne les bourdonnements, augmente et diminue d'habitude en même temps qu'eux. Elle est plus ou moins prononcée, mais existe toujours et d'une façon générale, à part cependant quelques rares exceptions, elle frappe surtout les sons élevés.

Ainsi que cela se produit pour les acouphènes, elle atteint aussi son maximum au moment où la poussée eczémateuse est la plus forte, et elle disparaît plus ou moins vite à la suite de l'éruption cutanée. Dans les quelques jours qui précèdent la vésiculation, cette surdité subit de grandes variations, se dissipe ou s'accentue d'un moment à l'autre. Le malade éprouve une sensation de plénitude, d'engourdissement de l'ouïe, et il lui semble à certaines heures qu'un voile de plus en plus épais intercepte les sons; puis, sous l'influence d'un exercice modéré et parfois sans raison appréciable, la tête se dégage, et l'audition s'éclaircit pour s'obscurcir de nouveau un instant après. C'est ainsi que le passage de la température moyenne d'un appartement à la basse température du dehors pendant l'hiver augmente la surdité, de même que toutes les causes qui provoquent la congestion interne.

En général, le degré plus ou moins grand de la surdité nous a paru être en rapport direct avec l'intensité de la congestion du labyrinthe et non pas avec les lésions antérieures plus ou moins marquées qui pouvaient frapper l'oreille.

Même quand la diminution de l'ouïe est très prononcée, il se manifeste des phénomènes d'hyperesthésie acoustique. Les sons ou les bruits un peu violents donnent lieu à une sensation désagréable et parfois douloureuse. Ce symptôme est très fidèle. Assez atténué chez les enfants et chez les personnes atteintes d'une surdité très prononcée, il se manifeste plus clairement dans l'âge moyen et principalement chez les malades porteurs de lésions de l'appareil de transmission, raideurs de la chaîne, obstructions anciennes de la trompe d'Eustache, ainsi que chez ceux qui présentent déjà un commencement de sclérose interne et une demi-surdité ancienne.

Obs. IV. — F. T..., vingt-neuf ans, modiste, n'a jamais souffert des oreilles. Atteinte, en février 1908, d'un eczéma de l'oreille gauche, elle vient nous consulter deux jours après l'apparition du suintement. Conduit libre, tympan un peu injecté. Sifflements doux par moments, en diminution depuis l'éruption et cessant quelques instants après un massage. Surdité légère à gauche avec sensation d'engourdissement, frappant surtout les sons élevés du sifflet de Galton, mais plus considérable, au dire de la malade, avant l'éruption.

PCD...........	bonne.	Weber.......	indifférent.
PCG...........	assez bonne.	Schwabach...	légèrem^t dimin. à G.
OD...........	2^m.	ROD........	+
OG...........	1,65^e.	ROG........	+

Bourdonnements : sifflements doux intermittents.

Après une vingtaine de jours de traitement l'audition est redevenue sensiblement égale des deux côtés et tous les autres signes normaux.

Obs. V. — G. R..., quarante-huit ans, repasseuse, a été soignée à la Clinique l'année dernière, en 1906, pour une otite moyenne chronique double plus marquée à droite, avec obstruction des trompes et catarrhe naso-pharyngien.

Etat de l'audition en 1906 après quatre mois de traitement.

PCD................	bonne.	Weber..	mieux à D.
PCG........	bonne.	ROD...	—
OD.	0,45c.	ROG...	—
OG.........................	0,80c.	Bourdts..	bruits de chaussée interm.

La malade revient en avril 1907 présentant une vive poussée eczémateuse, à la période congestive, de l'oreille droite. Elle se plaint d'éprouver de ce côté des sifflements aigus sans rémission depuis trois jours. Sa surdité a augmenté et dans les deux premiers jours subissait des variations momentanées. L'audition est douloureuse, il s'est produit le matin même, au lever, un léger vertige. Hémicranie persistante, névralgie occipitale, principalement la nuit.

PCD.......................	faible.	Weber......	mieux à G.
PCG.............	bonne.	ROD........	+
OD.....................	0,15c.	ROG........	—
OG......................	0,70c.	Bourdonts...	sifflements aigus à D.

Traitement : lotions au sublimé, pommade au précipité blanc et à l'acide salicylique, purgatif salin, eau de Vichy, régime lacto-végétarien, etc. Le lendemain, vésiculation et suintement. Deux jours après, l'audition est meilleure, les sifflements plus doux et intermittents, l'audition est encore douloureuse. Un mois plus tard l'oreille droite entend à 0,35c, le Weber est mieux perçu à D. et le Rinne de cette oreille est redevenu négatif. L'hyperesthésie auditive a disparu.

Diminution de la perception cranienne.

Quoique la recherche du signe de Schwabach soit dans les cas légers souvent difficile et réclame une certaine attention de la part de l'observateur et du malade, il nous a paru que la perception cranienne était, en règle générale, diminuée chez la plupart de nos eczémateux. Le diapason vertex était entendu moins longtemps que par une oreille normale.

Quant au Weber, nous l'avons, en général, trouvé latéralisé du côté qui entendait le mieux au moment de l'examen. Sa symétrie, la persistance de la perception de la montre par voie osseuse, ou même le renforcement du son dans l'oreille atteinte d'eczéma, se sont montrés d'ordinaire chez des sujets porteurs soit de lésions chroniques de la caisse, soit d'une raideur de la chaîne avec ankylose plus ou moins complète de l'étrier. Dans ce dernier cas, le Rinne restait également négatif, au moment de la poussée eczémateuse, tandis que dans certains cas où les lésions anciennes étaient plus légères il devenait positif pendant la période congestive pour se montrer de nouveau négatif après la guérison de l'eczéma.

En somme, l'épreuve de la montre, quand on pouvait s'en contenter, et les différentes autres épreuves nous ont prouvé que d'ordinaire la conductibilité cranio-tympanique était diminuée chez les malades atteints d'eczéma de l'oreille.

Obs. VI. — M. C..., trente-trois ans, cultivateur, a toujours bien entendu. Atteint depuis quatre jours de démangeaisons et d'une poussée d'eczéma à droite avec infiltration du lobule et du méat. Conduit auditif suffisamment libre. Otalgie et sifflements aigus en décroissance.

PCD....................	diminuée.	Weber.............	mieux à G.
PCG....................	bonne.	Schwabach.........	diminué à D.
OD....................	1,70ᶜ.	ROD...............	+
OG....................	2,30ᶜ.	ROG...............	+

Bourdonnements : sifflements aigus.

Après un mois de traitement, les épreuves sont normales et l'oreille droite entend la montre à 2ᵐ20ᶜ.

Obs. VII. — M.-L. T..., quarante-deux ans, chemisière, déjà soignée à la Clinique en 1906 et 1907 pour des poussées d'otite subaiguë greffées sur une otite moyenne chronique ancienne.

Etat de l'audition au commencement de 1907 :

PCD......................	bonne.	Weber.....	mieux à G.
PCG......................	bonne.	Schwabach.	renforcé des deux côtés surtout à G.
OD........	0,60ᶜ.	ROD......	—
OG........................	0,40ᶜ.	ROG......	--

Bourdonnements : continus, légers, vapeurs des deux côtés.

En novembre 1907, poussée d'eczéma à gauche, suintement depuis le matin de l'examen, état vertigineux léger.

PCD...................	bonne.	Weber......	mieux à D.
PCG...................	diminuée.	Schwabach..	sensiblement égal des deux côtés.
OD...................	0,65°.	ROD.......	—
OG...................,	0,15°.	ROG.......	+

Bourdonnements : sifflement aigu à G, vapeur à D.

Traitement ordinaire, puis quelques séances d'insufflations et de massage. Deux mois après, retour aux épreuves de l'audition du début de 1907 avec R — à G, mais la montre n'est plus entendue qu'à 0ᵐ30°.

OBS. VIII. — J. F..., soixante-cinq ans, sellier, atteint d'une sclérose auriculaire double avec ankylose de l'étrier à gauche. Soigné à diverses reprises depuis quatre ou cinq ans.

Etat de l'audition en 1907 :

PCD......................	0.	Weber.....	mieux à G.
PCG......................	0.	Schwabach.	très diminué mais égal des deux côtés.
OD......................	0,10°.	ROD.....	+
OG......................	0,08°.	ROG......	—

Bourdonnements : sons de cloche.

En avril 1908, poussée eczémateuse du côté de l'oreille droite, accompagnée d'un état vertigineux. Le pavillon suinte depuis la veille au moment de l'examen.

PCD......................	0.	Weber........	mieux à G.
PCG......................	0.	Schwabach.....	plus diminué à D.
OD......................	0,02°.	ROD..........	+
OG......................	0,08°.	ROG..........	—

Bourdonnements : sifflements aigus à D.

Quelques jours après, les épreuves de l'audition ressemblaient à celles de 1907, mais l'oreille droite n'a plus, depuis lors, entendu la montre qu'à 0ᵐ05°.

Otalgie.

Fréquemment, nous avons rencontré dans les régions temporale, mastoïdienne et occipitale, de l'otalgie sous forme de névralgie du trijumeau ou du cervico-occipital, mais assez rarement des douleurs très violentes. Il ne nous a même pas été permis de reconnaître avec netteté si l'otalgie était due à l'eczéma et aux lésions externes ou si elle était provoquée par l'hyperhémie du labyrinthe. Quoi qu'il en soit, les malades éprouvent surtout de l'hémicranie, une douleur sourde, continue, avec, par moment, quelques élancements. Assez souvent les phénomènes douloureux sont plus marqués la nuit. Les patients se plaignent en même temps de ressentir une sorte de compression, de la plénitude, de l'embarras dans le fond de l'oreille et comme un pénible engourdissement de la région. .

Du reste, l'otalgie n'a pas l'acuité qu'on trouve d'ordinaire dans les inflammations aiguës du conduit auditif externe, surtout de la caisse du tympan, des cellules mastoïdiennes ou des méninges ; c'est plutôt, à part quelques exceptions, une céphalée localisée et une sorte d'endolorissement de la région qu'une véritable douleur.

Vertige.

Les crises vertigineuses graves, rappelant le syndrome de Ménière, sont rares. Nous les trouvons cependant signalées cinq fois dans nos observations de malades au-dessus de quarante ans, et une fois dans celles de trente à quarante ans. Au-dessous de trente ans nous n'avons noté que quelques troubles de l'équilibre, le matin au lever, ou bien provoqués par des mouvements brusques de la tête. Les enfants nous ont paru échapper à cette complication, mais peut-être est-ce la difficulté d'obtenir d'eux des réponses précises qui nous les a fait croire indemnes de cette manifestation.

Au-dessus de quarante ans, cependant, les sensations vertigineuses légères, spontanées ou provoquées, ont, par contre, été assez fréquentes chez nos eczémateux et principalement chez ceux qui offraient soit des signes d'artériosclérose généralisée, soit des lésions de sclérose auriculaire déjà connues ou découvertes par l'examen de l'oreille relativement saine et non atteinte d'éruption.

Il eût été, sans doute, intéressant de mesurer exactement

l'état de la tension artérielle de nos malades, mais les constatations de ce genre nous ont paru trop minutieuses. Aussi nous sommes-nous borné à rechercher chez eux les symptômes généraux et facilement accessibles de l'artério-sclérose : caractères du pouls, indurations de la radiale ou de la temporale, éclat diastolique, etc.

En somme, le vertige, quand nous l'avons rencontré, nous a semblé certainement provoqué par la congestion eczémateuse du labyrinthe, et il survenait d'habitude dans la phase éruptive ou prééruptive. Mais il nous a paru, la plupart du temps et dans une large mesure, lié à un état de sclérose plus ou moins prononcé du labyrinthe, et ce complément pathologique est ordinairement nécessaire pour le provoquer.

OBS. IX. — V. P..., cinquante-deux ans, sans profession. Atteint depuis quatre ans environ d'un peu de sclérose labyrinthique, rhumatisant, a eu des coliques hépatiques. Radiales dures et temporales saillantes et flexueuses.

Etat de l'audition en 1906 :

PCD	faible.	Weber	mieux à D.
PCG	très faible.	Schwabach...	diminué des 2 côtés.
OD	0,85ᶜ.	ROD	+
OG	0,40ᶜ.	ROG	+

Bourdonnements : sifflements, cloches.

Le malade est atteint d'un eczéma de l'oreille gauche en octobre 1908 et vient nous consulter au moment où la poussée érythémateuse du pavillon est intense. Il se plaint d'avoir des sifflements violents à gauche et d'une aggravation de la surdité de ce côté. Le matin même, il a éprouvé en se levant un vertige accompagné de vomissements, avec sensation de chute à gauche. Hémicranie et état vertigineux persistant.

PCD	faible.	Weber	mieux à D.
PCG	0.	Schwabach	pas perçu à G.
OD	0,70ᶜ.	ROD	+
OG	0,15ᶜ.	ROG	+

Bourdonnements : cloches à D., sifflements aigus à G.

Traitement ordinaire, régime lacté. Le soir même, la vésiculation et le suintement se produisent. L'état vertigineux disparaît le lendemain ; les bourdonnements sont encore violents, mais s'atténuent par moments; la surdité est la même. Un mois après, la montre était entendue à 0ᵐ35ᶜ à gauche.

Obs. X. — B. D..., quarante-huit ans, ménagère, vient à la Clinique fin janvier 1909. Elle a été atteinte, il y a huit jours, d'un eczéma de l'oreille droite. La poussée congestive a été violente et s'est accompagnée d'un vertige avec chute et vomissements. La surdité et les bourdonnements ont disparu depuis la veille.

Comme antécédents, la malade signale diverses manifestations rhumatismales antérieures. Les artères sont souples, rien au cœur.

POD..........................	faible.	Weber........	indifférent.
POG..........................	»	Schwabach....	diminué des 2 côtés,
OD..........................	1,60ᵉ.	ROD..........	+
OG..........................	1,80ᵉ.	ROG..........	+

La malade n'a pas été revue.

Obs. XI. — P. S..., soixante-neuf ans, ancien cocher, est atteint depuis cinq jours d'un eczéma de l'oreille droite. Le malade était déjà sourd depuis plusieurs années et présentait depuis longtemps de l'eczéma sec des deux oreilles. N'avait jamais eu de tournements de tête. Artères radiales et temporales dures, pouls bondissant, ronflement diastolique.

Il y a six jours, au moment de la poussée eczémateuse, violent vertige avec chute et vomissements. Depuis lors, état vertigineux continu, sifflements aigus à droite, hémicranie, surdité plus accentuée de ce côté.

POD..........................	0.	Weber....	pas perçu à D.
POG..........................	0.	ROD......	O, contre audition à G.
OD..........................	0.	ROG......	+
OG..........................	0,03ᵉ.	Bourdonᵗˢ :	Cloches et sifflements.

Traitement ordinaire et régime lacté. Au bout de quelques jours, l'état vertigineux disparaît, l'oreille droite entend la montre au contact, le Weber est perçu faiblement des deux côtés et le Rinne se montre + à D.

Nystagmus labyrinthique.

Nous n'avons étudié ce signe nouveau permettant de se renseigner sur l'intégrité plus ou moins absolue de l'appareil vestibulaire que dans un trop petit nombre de cas pour pouvoir tirer des faits observés des conclusions bien fermes.

Une seule fois il nous a été donné de constater un nystagmus spontané rotatoire à gauche en vision oblique chez un adulte oto-scléreux au début, mais sans traces apparentes d'artério-sclérose généralisée. Ce malade fut atteint d'une forte poussée eczémateuse de l'oreille droite avec accompagnement d'un vertige intense.

Chez deux autres malades de trente à quarante ans, sans antécédents auriculaires marqués, et qui ne présentaient pas de phénomènes vertigineux, nous avons, comme pour le premier, consulté l'état du réflexe nystagmique par la méthode thermique.

Nous donnons ici ces trois observations :

Obs. XII. — M. V..., trente-sept ans, menuisier, soigné il y a six mois pour un début d'otite scléreuse plus marquée à gauche.

Etat de l'audition en avril 1908 :

PCD............... faible.	Weber....... mieux à D.
PCG............... très diminuée.	Schwabach... diminué des 2 côtés.
OD............... 1,50ᶜ.	Rinne OD.... +
OG............... 0,60ᶜ.	» OG.... +

Bourdonnements : sons de cloche.

Perdu de vue après quelques jours de traitement, le malade revient six mois après, en novembre 1908, atteint cette fois d'une poussée eczémateuse violente de la région mastoïdienne, du pavillon et du conduit auditif à droite. L'éruption a été accompagnée d'un vertige avec chute et vomissements.

Congestion vive de la paroi postéro-supérieure du conduit auditif et de la membrane de Schrapnell.

PCD............... 0.	Weber........... mieux à G.
PCG............... très diminuée.	Schwabach........ pas perçu à D.
OD............... 0,20ᶜ.	ROD........... +
OG............... 0,70ᶜ.	ROG........... +

Bourdonnements : sifflements aigus à D.

Léger nystagmus rotatoire spontané vers la gauche, dans la vision oblique gauche.

Nystagmus provoqué.

Oreille droite. EAU CHAUDE 40° *Oreille gauche.*

En 80 secondes, nystagmus à droite dans la vision directe, et d'une durée de 20 secondes ; nausées.

Après 2 minutes, 4 à 5 secousses à gauche, en vision directe.

EAU FROIDE 15°

En 45 secondes, nystagmus à gauche d'une durée de 15 secondes, vision directe.

Après 1 minute, nystagmus à droite d'une durée de 10 secondes, vision directe.

Si on tient compte du degré de sclérose des oreilles et du retard apporté de ce fait à l'apparition du nystagmus, on peut reconnaître que le réflexe était diminué à gauche mais notablement exagéré à droite, et révélait une excitation anormale du vestibule droit.

OBS. XIII. — J. S..., trente ans, lingère. Pas d'affection d'oreille antérieurement. Vient nous consulter en décembre 1908 pour une poussée eczémateuse de l'oreille gauche, s'accompagnant de bourdonnements, de surdité et d'hémicranie. L'eczéma occupe le pavillon, le lobule, la région rétro-auriculaire et parotidienne, le méat est suintant et fissuré, le conduit auditif assez libre. Rougeur de la membrane de Schrapnell et du manche du marteau.

PCD.................... bonne.   Weber..... mieux à D.
PCG.................... faible.   Schwabach. normal à D, dim. à G.
OD.................... 2 mètres.   ROD...... +
OG.................... 0,60ᶜ.   ROG....... +
    Bourdonnements : sifflements doux et continus à G.

Pas de nystagmus spontané.

Nystagmus provoqué.

Oreille droite. EAU CHAUDE 40° *Oreille gauche.*

Après 1 m. 25 s., nystagmus à droite, d'une durée de 8 secondes en vision directe.

Après 60 secondes, nystagmus à gauche, d'une durée de 18 secondes en vision directe.

EAU FROIDE 15°

Après 50 secondes, nystagmus à gauche, d'une durée de 20 secondes en vision directe.

Après 40 secondes, nystagmus à droite d'une durée de 15 secondes en vision directe.

Le réflexe nous a paru exagéré à gauche et semble dénoter une excitation du vestibule gauche. Il est normal à droite, quoique légèrement retardé par suite de l'exagération du tonus gauche et de la difficulté plus grande à le vaincre.

Obs. XIV. — R. P..., trente-quatre ans, garçon de magasin. N'a jamais souffert des oreilles. Atteint en février 1909 d'un eczéma de l'oreille droite.

PCD.................	diminuée.	Weber.....	mieux à G.
PCG.................	bonne.	Schwabach.	normal à G, dimin. à D.
OD.................	0,40ʳ,	ROD......	+
OG.................	2,50ᶜ.	ROG......	+

Bourdonnements : sifflements à D.

Pas de nystagmus spontané.

Nystagmus provoqué.

Oreille droite.   EAU CHAUDE 40°   *Oreille gauche.*

Après 40 sec., nystagmus à droite d'une durée de 15 sec. en vision directe.

Après 1 minute, nystagmus à gauche d'une durée de 5 sec. en vision directe.

EAU FROIDE 15°

Après 50 sec., nystagmus à gauche d'une durée de 10 sec. en vision directe.

Après 30 sec., nystagmus à droite d'une durée de 20 sec. en vision directe.

Le réflexe paraît normal à gauche et exagéré à droite.

La recherche du réflexe nystagmique n'avait évidemment pas ici l'importance qu'elle peut avoir dans les cas d'affections suppuratives de l'oreille; cependant, il était intéressant de savoir si son exagération se rencontrait dans les manifestations eczémateuses de l'oreille et si ces dernières en étaient uniquement la cause. Les symptômes concomitants plaidaient, certes, en faveur de cette hypothèse, mais l'épreuve de Barany pouvait seule démontrer que le vertige était bien dû à une excitation labyrinthique et non à un trouble général ou local extra-auriculaire.

Malgré leur petit nombre, mais en raison de la concor-
dance des faits observés, il est donc permis de penser qu'une
poussée eczémateuse de l'oreille externe est susceptible de
déterminer une irritabilité assez considérable de l'oreille
interne, et l'exagération du réflexe nystagmique confirme
les données déjà fournies par les autres épreuves.

Hypertension artérielle.

Ainsi que nous le mentionnions plus haut à propos du
vertige, il eût été sans doute bon de vérifier chez nos malades l'état de la pression artérielle afin de savoir si, en
dehors et au moment de la crise, ils étaient en hypertension. Mais nous nous en rapporterons aux expériences de
M. Lafite-Dupont, qui affirme que, dans les cas d'hypertension labyrinthique, la pression artérielle est toujours supé-
rieure à la normale, même chez les enfants. Cet auteur n'a
pu déterminer si les deux phénomènes étaient simultanés ou
si l'un agit sur l'autre. Cependant, même chez les hypertendus artériels qui ne se plaignent pas de troubles auriculaires, il a toujours constaté une diminution de l'audition
pour les sons élevés avec une perception cranienne défectueuse.

Ce fait indiquerait donc qu'il existe chez les hypertendus
un début d'oto-sclérose labyrinthique et une forme frustre
de cette affection.

Nous pensons, en effet, que si tous les malades de ce
genre ne présentent pas de lésions auriculaires manifestes,
c'est que leur labyrinthe est encore relativement indemne
ou que leur oreille moyenne (trompe, chaîne des osselets,
articulation stapédo-vestibulaire, fenêtre ronde) est aussi
dans un bon état relatif. Il semblerait que ces dernières
lésions connexes, se surajoutant à de légers troubles labyrinthiques, seraient nécessaires pour faire clairement appa-
raître le mauvais état de l'oreille interne.

Quoi qu'il en soit, on peut dire que les hypertendus artériels sont des candidats probables à la surdité labyrinthique, et que l'hypertension générale prédispose à la surdité
ou aggrave des lésions légères. Au même titre, par consé-
quent, les malades atteints d'eczéma à répétition de l'oreille
se trouveront dans le même cas.

Tous ceux, du reste, qui, pour une raison quelconque,
sont sujets à des phénomènes congestifs de la région auriculaire peuvent, tôt ou tard, pour peu que les circonstances
s'y prêtent, devenir sourds. A ce propos, nous dirons, en
passant, que dans notre pratique nous avons maintes fois
observé des malades qui se plaignaient d'éprouver fréquemment des phénomènes congestifs du côté de la tête avec rougeur vive, non œdémateuse, et passagère du pavillon. Ces
manifestations paraissaient se rattacher simplement à un
trouble fugace et assez obscur du sympathique ; nous ne
trouvions chez eux aucune lésion auriculaire apparente et
toutes les fonctions organiques semblaient s'exécuter parfaite-
ment. Or, nous avons eu l'occasion de revoir quelques-uns
de ces malades plusieurs années après ce premier examen
négatif. Ils venaient à ce moment nous consulter pour des
bourdonnements pénibles avec ou sans surdité, et nous
constations cette fois plus ou moins nettement chez eux une
de ces oto-scléroses à début labyrinthique que M. Escat a
étudiées en détail et mises bien à point, oto-scléroses qu'on
rencontre souvent chez des adultes peut-être hypertendus,
mais dans tous les cas prédisposés, quoi qu'on en dise, par
leur état diathésique.

Symptômes objectifs secondaires.

1° *Hyperhémie de la membrane de Schrapnel.*

Comme symptôme accessoire, même dans les cas où le
conduit auditif externe était peu ou point touché par la

poussée eczémateuse, dans la plupart de nos observations se trouve mentionnée une congestion plus ou moins vive de la paroi postéro-supérieure profonde du conduit auditif osseux, de la membrane de Schrapnell et du faisceau vasculaire du manche du marteau. Cette congestion était sans doute due en partie aux lésions cutanées et en partie à l'hyperhémie du labyrinthe.

2° *Exsudats de l'oreille moyenne.*

Rarement, mais parfois dans certaines formes d'eczéma à congestion et à infiltration rapides du derme, avec écoulement assez brusque et hydrorrhéique de la peau, nous avons constaté la présence d'une exsudat de la caisse du tympan sans phénomènes de réaction inflammatoire. Dans ces cas, il existait le plus souvent, et en relation probable avec la poussée eczémateuse, une tuméfaction des cornets, un certain embarras de la trompe d'Eustache, une injection vive de la muqueuse naso-pharyngienne et de l'oro-pharynx avec aspect vernissé.

Obs. XV. — M..., cinquante-trois ans, propriétaire. Déjà soigné, il y a quatre ans, pour de l'eczéma sec des méats auditifs, pour une rhinite hypertrophique et de l'obstruction catarrhale des trompes plus marquée à droite. Le tout avait disparu à la suite d'un traitement approprié et de deux saisons thermales, l'une à la Bourboule et l'autre à Cauterets.

Le malade revient nous voir en décembre 1908. Il présente de l'infiltration du pavillon droit avec un suintement du conduit ainsi que des placards eczémateux disséminés dans la barbe, sous le menton et sur les joues. Il se plaint de surdité à droite et de sifflements de ce côté. Enchifrènement, sécheresse de la gorge, quelques vertiges légers au lever et après les repas, sensation de compression et de pesanteur à droite, variations de l'audition dans la journée selon les mouvements de la tête, impression d'un liquide qui se déplace dans l'oreille.

A l'examen, membrane de Schrapnell rouge, signes d'exsudat dans la caisse, muqueuse des cornets rouge, tendue et luisante, congestion du pharynx et du voile du palais, gorge vernissée.

POD.....................	0.	Weber..........	mieux à G.
POG.....................	faible.	Schwabach......	très diminué à D.
OD.....................	0,20°.	ROD...........	+
OG.....................	2 m.	ROG...........	+

Bourdonnements : sifflements aigus à D.

Traitement ordinaire local et général, en plus insufflation d'air. Après quelques jours, atténuation des symptômes. Trois semaines plus tard, à la suite d'un écart notable de régime, nouvelle poussée eczémateuse sans exsudat dans la caisse. Reprise du traitement et amélioration. En février, troisième poussée d'eczéma qui se borne à une congestion vive, suivie d'une sorte d'exsudation cutanée, claire, abondante, sans fissures apparentes de la peau.

Depuis cette époque, tous les symptômes ont disparu et l'audition est aussi bonne à droite qu'à gauche.

TRAITEMENT. — Le traitement sera *local* et *général*, mais on comprendra que nous soyons bref sur une question aussi connue.

Localement, on cherchera, par les divers moyens employés contre l'eczéma des autres régions, à diminuer la poussée congestive et à faire disparaître aussi rapidement que possible les lésions cutanées. Nous n'insisterons pas là-dessus, la médication n'ayant en somme rien de bien spécial. On pratiquera en outre, si possible, le massage du tympan, de façon à agir sur la pression des liquides labyrinthiques. Le cathétérisme de la trompe, la ponction du tympan, etc., seront seuls réservés aux cas où un exsudat se sera développé dans l'oreille moyenne.

Le traitement *général* sera celui de la diathèse et de l'hypertension artérielle. On prescrira l'arsenic, les éliminateurs de l'acide urique, les alcalins; plus tard, les préparations iodurées à doses modérées, intermittentes, mais longtemps continuées, en alternant avec la médication arsénicale et alcaline.

On insistera tout particulièrement sur l'hygiène diététique des arthritiques. Dans les manifestations intenses on se trouvera bien du régime lacto-végétarien, et même, pendant quelques jours, au début, du régime lacté absolu.

Enfin, la dérivation intestinale par les laxatifs et par les purgatifs salins sera tout indiquée, s'il n'existe pas par ailleurs de contre-indication.

Une cure aux eaux arsenicales, sulfureuses ou alcalines sera souvent aussi l'utile complément des médications que nous indiquons ici rapidement.

CONCLUSIONS. — De l'ensemble des constatations que nous avons faites chez les malades soumis à notre examen, il nous paraît permis de conclure :

1° En raison des modifications profondes qu'il imprime aux tissus, tant par sa nature propre que par ses lésions superficielles et par les troubles vaso-moteurs et réflexes qu'il provoque, l'eczéma de l'oreille, même quand les manifestations cutanées ne sont pas très intenses, retentit toujours plus ou moins sur le labyrinthe et y détermine des phénomènes d'hypertension.

2° Ces phénomènes hypertensifs sont caractérisés par des bourdonnements, de la surdité, une diminution de la perception cranienne, de l'otalgie, du vertige, de l'exagération du réflexe nystagmique, de l'augmentation de la pression artérielle, de l'hyperhémie de la membrane de Schrapnell et parfois par l'apparition d'un exsudat dans l'oreille moyenne.

3° Ils sont toujours plus ou moins aggravés par les lésions antérieures de l'oreille et sont moins marqués ou même font défaut chez les enfants dont l'organe auditif a conservé en général son intégrité, sa souplesse et son élasticité.

4° A ces symptômes labyrinthiques, l'eczéma de l'oreille imprime des caractères qui sont spéciaux à la poussée cutanée et en rapport intime avec elle.

5° Les troubles de l'oreille interne présentent leur maximum d'intensité dans les jours où se produit l'hyperhémie dermique prééruptive et éruptive.

6° Avec l'apparition des vésicules et avec la production du suintement de la peau, il se fait une sorte de détente : les symptômes d'hypertension labyrinthique s'atténuent alors et disparaissent d'autant plus vite que la poussée cutanée est franche, procède d'un seul coup, s'éteint sur place et ne paraît pas devoir récidiver à brève échéance.

7° Par suite de la diathèse dont ils sont atteints et des lésions organiques qu'elle provoque ou qu'elle prépare, on peut jusqu'à un certain point penser que les malades atteints d'eczéma de l'oreille, surtout d'eczéma récidivant, sont des candidats à la surdité par sclérose labyrinthique.

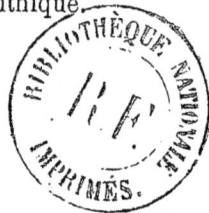

Toulouse, Imp. DOULADOURE-PRIVAT, rue St-Rome, 39 — 7513

PRINCIPAUX MÉMOIRES ET TRAVAUX DU Dr LACOARRET

MEMBRE FONDATEUR DE LA SOCIÉTÉ FRANÇAISE DE LARYNGOLOGIE,
MEMBRE CORRESPONDANT DES SOCIÉTÉS DE MÉDECINE ET DE CHIRURGIE
DE TOULOUSE, BORDEAUX, ETC.

Fosses nasales et cavités accessoires :

CONSIDÉRATIONS CLINIQUES SUR LE TRAITEMENT DU CATARRHE CHRONIQUE DES FOSSES NASALES (In-8o, 150 pages, avec 2 planches hors texte. Thèse, O. Doin, Paris, 1888).

PAPILLOMES DES FOSSES NASALES (In-8o, 20 pages. O. Doin, Paris, 1889).

CONDYLOMES SYPHILITIQUES DES FOSSES NASALES (*Bull. et Mém. de la Soc. fr. de Laryng.*, 1892).

EMPYÈME DU SINUS FRONTAL (Rapport pour la Soc. fr. de Laryng., mai 1893 *Rev. de Laryng.*, no 17, 1893 ; in-8o, O. Doin, Paris, 1893).

HÉMATOME DE LA CLOISON DES FOSSES NASALES (*Bull. et Mém. de la Soc. fr. de Laryng.*, 1894, et *Ann. de la Policlin. de Toulouse*, 1894).

DE LA SYPHILIS TERTIAIRE DU NEZ CHEZ L'ENFANT (*Ann. de la Policlin. de Toulouse*, octobre 1894).

PRATIQUE DES IRRIGATIONS NASALES DANS L'OPÉRATION DES VÉGÉTATIONS ADÉNOÏDES (*Ann. de la Policlin. de Toulouse*, octobre 1896).

DU CORNET INFÉRIEUR (Hypertrophie et dégénérescence bénignes) (Éd. Privat, éditeur, Toulouse, 1897).

ENCHONDROME DES FOSSES NASALES (*Ann. Policlin.*, juin 1897).

EMPYÈMES DU SINUS MAXILLAIRE (*Ann. Policlin.*, nov.-déc. 1897).

UN CAS DE CACOSMIE (*Ann. Policlin.*, janvier 1898).

DU CORYZA CASÉEUX (*Ann. Policlin.*, février 1898).

OCCLUSION MEMBRANÉUSE CONGÉNITALE DU NEZ (*Ann. Policlin.*, mars 1898).

POLYPE FIBRO-MUQUEUX DU PHARYNX NASAL (*Ann. Policlin.*, juin 1898).

RHINITE FIBRINEUSE OU PSEUDO-MEMBRANEUSE (*Ann. Policlin.*, janvier 1899).

ARGYRIE PROFESSIONNELLE DE LA MUQUEUSE NASALE CHEZ LES ARTIFICIERS (*Ann. Policlin.*, nov. 1899).

ABCÈS CHAUDS DE LA CLOISON NASALE (*Ann. Policlin.*, avril 1901).

POLYPES MUQUEUX DU NEZ CHEZ L'ENFANT (*Ann. Policlin.*, mai 1902).

RHINOLITHES (*Ann. Policlin.*, décembre 1903).

Etc., etc.

Bouche, gorge, larynx :

LARYNGITE TRAUMATIQUE. RUPTURE DU THYRO-ARYTÉNOÏDIEN INTERNE (*Ann. Policlin. de Bordeaux*, janvier 1889).

EPITHÉLIOMA DE L'AMYGDALE. — TUMEURS CONDYLOMATEUSES DU LARYNX (*Ann. Policlin. de Bordeaux*, 1890).

COMPLICATIONS LARYNGÉES DE LA GRIPPE (Leçon rédigée pour le TRAITÉ DES MALADIES DU LARYNX, par le Dr Moure. O. Doin, Paris, 1891).

ARTHRITES AIGUES DE L'ARTICULATION CRICO-ARYTÉNOÏDIENNE (*Rev. de Laryng.*, nos 11, 12, 13, 1891 ; in-8o, 36 p. O. Doin, Paris, 1891).

(*A suivre.*)

PRINCIPAUX MÉMOIRES ET TRAVAUX DU Dr LACOARRET

MEMBRE FONDATEUR DE LA SOCIÉTÉ FRANÇAISE DE LARYNGOLOGIE,
MEMBRE CORRESPONDANT DES SOCIÉTÉS DE MÉDECINE ET DE CHIRURGIE
DE TOULOUSE, BORDEAUX, ETC,

(SUITE)

UN CAS DE PÉRICHONDRITE TYPHIQUE DU CRICOÏDE ET DE LA TRACHÉE (*Bull. et Mém. de la Soc. de méd. et de chir. de Bordeaux*; gr. in-8°. O. Doin, Paris, 1892).

CONSIDÉRATIONS SUR LA LARYNGITE SÈCHE (*Bull. et Mém. de la Soc. de Méd. et de chir. de Toulouse*, 1893, in 8°. O. Doin, Paris, 1894).

LARYNGITE HYPERTROPHIQUE SOUS-GLOTTIQUE (*Ann. Policlin. de Toulouse*, 1894; gr. in-8°. Privat, édit., 1894).

PAPILLOMES DIFFUS SOUS-GLOTTIQUES (Éd. Privat, édit., Toulouse, 1896).

PAPILLOMES CORNÉS (*Ann. Policlin.*, nov. 1896).

DE LA LEUCOPLASIE BUCCO-LINGUALE (Coexistence d'un psoriasis lingual et cutané) (Ed. Privat, édit., Toulouse, 1899).

UN CAS DE DIAPHRAGME GLOTTIQUE (*Ann. Policlin. de Toulouse*, mai 1897).

KYSTES OSSEUX INTERMAXILLAIRES (*Ann. Policlin. de Toulouse*, 1897).

TRAITEMENT DE L'HYPERTROPHIE DES AMYGDALES (*Ann. Policlin. de Toulouse*, avril 1898).

CONTRIBUTION A L'ÉTUDE DE L'AMYGDALITE ULCÉRO-MEMBRANEUSE ET A SON ÉTIOLOGIE (*Revue hebd. de Laryngol.*, 1899).

HYPERTROPHIE POLYPOÏDE DES AMYGDALES (*Ann. Policlin. de Toulouse*, octobre 1899).

NODULES DES CORDES VOCALES (*Ann. Policlin. de Toulouse*, octobre 1900).

TUBERCULOSE LARYNGÉE PRIMITIVE CONSÉCUTIVE A UNE LARYNGITE SECONDAIRE (*Rev. hebd. de Laryng.*, 1908).

Etc., etc.

Oreilles :

COMPLICATIONS AURICULAIRES DE L'INFLUENZA (*Journ. de Méd. de Bordeaux*, n° 27, février 1890).

CORPS ÉTRANGERS DE L'OREILLE (*Ann. de la Policlin.*, 1893),

CHOLESTEATOME DE L'OREILLE MOYENNE (Commun. à la Soc. fr. de Laryng., mai 1895).

VERTIGE AURICULAIRE ET SPASME DU MUSCLE TENSEUR (*Ann. Policlin. de Toulouse*, octobre 1896).

ABLATION DU TYMPAN DANS L'ANKYLOSE DE L'ÉTRIER (*Ann. Policlin. de Toulouse*, 1897).

DU TYMPAN ARTIFICIEL (*Ann. Policlin. de Toulouse*, juillet 1898).

BRUITS ENTOTIQUES ET BOURDONNEMENTS PERCEPTIBLES A DISTANCE. — AUTOPHONIE (*Ann. Policlin. de Toulouse*, février, avril, mai 1900).

TRAUMATISME CRANIEN, SURDITÉ, ÉPANCHEMENT CÉRÉBRAL (*Ann. Policlin. de Toulouse*, décembre 1900).

Etc., etc.

STATISTIQUE DES MALADIES DU NEZ, DE LA GORGE, DU LARYNX ET DES OREILLES (ANNÉES 1894, 1895, 1896, 1898) SERVICE DU Dr LACOARRET (*Ann. Policlin. de Toulouse*, et gr. in-8°. Ed. Privat, édit., Toulouse, 1895, 1896, 1897, 1899).

www.ingramcontent.com/pod-product-compliance
Lightning Source LLC
Chambersburg PA
CBHW071340200326
41520CB00013B/3055